PREUSSISCHE AKADEMIE DER WISSENSCHAFTEN

VORTRÄGE UND SCHRIFTEN

HEFT 9

ZUR FRÜHGESCHICHTE DER ASTRONOMIE IN BERLIN

VON

PROF. DR. HANS LUDENDORFF †

EHEM. DIREKTOR DES ASTROPHYSIKALISCHEN OBSERVATORIUM IN POTSDAM

BERLIN 1942

VERLAG WALTER DE GRUYTER & CO

VORMALS G. J. GÖSCHEN'SCHE VERLAGSHANDLUNG · J. GUTTENTAG, VERLAGS-BUCHHANDLUNG · GEORG REIMER · KARL J. TRÜBNER · VEIT & COMP.

Printed in Germany
Druck von Walter de Gruyter & Co., Berlin W 35
Archiv Nr. 345842

ZUR FRÜHGESCHICHTE DER ASTRONOMIE IN BERLIN

VON

PROF. DR. HANS LUDENDORFF †

ehem. Direktor des Astrophysikalischen Observatorium in Potsdam

Die erste Nachricht aus Berlin, die mit Astronomie zu tun hat, betrifft eine kulturgeschichtlich außerordentlich interessante Episode. Der Tübinger Astronom Johannes Stöffler hatte schon in seinem 1499 erschienenen Werk Almanach nova plurimis annis venturis inservientia darauf aufmerksam gemacht, daß im Februar 1524 im Tierkreiszeichen der Fische eine Zusammenkunft aller Planeten und der Sonne stattfinden werde. In der Tat standen um den 20. Februar sämtliche damals bekannten Planeten, also Merkur, Venus, Mars, Jupiter und Saturn dicht neben der Sonne und zwar etwas östlich von ihr, und es kam um jene Zeit zu den mannigfachsten Konjunktionen der Planeten miteinander und mit der Sonne, Konjunktionen, die freilich eben wegen der Nähe der Sonne zum größten Teil nicht sichtbar waren. Es handelt sich dabei um eine Konstellation von ganz unerhörter Seltenheit. Jeder Anhänger der Astrologie — und wer war das damals nicht? — mußte es als selbstverständlich ansehen, daß diese Konstellation für die Menschheit nichts Gutes bedeuten könne, und schon Stöffler hatte hierauf hingewiesen, ohne jedoch irgendwelche speziellen Prophezeiungen zu machen. Mit der pathetischen Mahnung: „Levate igitur, viri christianissimi, capita ad astra!" schließt er seine betreffenden Bemerkungen. Da nun die besagte Konstellation sich im Tierkreiszeichen der Fische abspielte, so war es nach dem reichlich stumpfsinnigen Schema der Astrologen klar, daß es sich bei den zu erwartenden üblen Folgen um wäßrige Angelegenheiten handeln müsse, und es entstand daher der Glaube, daß eine neue Sintflut hereinbrechen werde. Gegen diesen Glauben wandte sich 1517 der Italiener Augustino Nifo in einer Flugschrift, und dieser folgten bis 1524 zahlreiche andere, teils für, teils gegen das Eintreten der Sintflut. Man suchte Trost in der unumstößlichen Tatsache, daß Jahve — wohl in einer Anwandlung von Bedauern über den durch die erste Sintflut verursachten Schaden — dem Noah ja fest versprochen habe, er wolle keine weitere mehr schicken. Andererseits war man sich aber völlig darüber einig, daß die Konstellation vom Februar 1524, wenn vielleicht auch nicht gerade eine Sintflut, so doch mindestens anderes schweres Unheil zur Folge haben werde. Eine Bibliographie dieser Flugschriftenliteratur hat 1914 der Meteorologe Hellmann veröffentlicht und dabei festgestellt, daß sich an dem Streit 56 Autoren mit insgesamt mindestens 113 Drucken beteiligt haben.

Zu denen, die das Eintreten einer Sintflut für drohend hielten, gehörte nun auch Johann Cario in Berlin, der Hofastrologe des Kurfürsten Joachim I. von Brandenburg. Er ließ 1521 eine Flugschrift mit folgendem, hier abgekürzten Titel erscheinen: „Prognosticatio und erklerung von der großen wesserung und anderer erschreckenlichen Erscheinungen, so sich begeben nach Christi geburt 1524 Jahr, ganz erbermlich zu lesen". Diese Schrift erschien in mehreren Auflagen. Nun passierte aber im Februar 1524 garnichts Besonderes, und Cario mußte, wie alle seine astrologischen Kollegen, eigentlich recht blamiert dastehen. Er scheint sich aber irgendwie herausgeredet und einen Grund dafür herausgefunden zu haben, daß das schlimme Ereignis erst am 15. Juli 1525 eintreten werde. Denn die Märkische Chronik des Berliner Rektors Haftiz, die etwa 50 Jahre später geschrieben wurde, berichtet, daß Cario dem Kurfürsten prophezeit habe, an dem genannten Tage würden Berlin und Cölln durch ein grausames Unwetter untergehen. Der Kurfürst habe sich daher am 15. Juli 1525 mit Familie und Hofstaat auf den Tempelhofschen Berg, das heißt dem Kreuzberg, begeben, um sich in Sicherheit zu bringen und die Sache von dort aus anzusehen. Es passierte aber wiederum nichts, und der Kurfürst begab sich daher gegen 4 Uhr nachmittags zum Schloß zurück. Da soll ein Gewitter ausgebrochen sein, und ein Blitz soll die Kutschpferde und den Wagenknecht des Kurfürsten erschlagen haben, und zwar kurz vor dem Schloß. Wenn diese Erzählung, die übrigens Willibald Allexis in seinen Roman „Der Werwolf“ hineingearbeitet hat, wahr ist, so wird Cario jenem verhängnisvollen Blitz dankbar gewesen sein.

Übrigens schadete das Nichteintreten irgendwelcher Katastrophen im Jahre 1524 dem Ansehen der Astrologen absolut nichts. Gott hatte eben in seiner unendlichen Güte alles Unheil abgewandt. Später meinte man, daß der Bauernkrieg 1525 die Folge jener Konstellation vom Februar 1524 gewesen sei. Von dem erwähnten Hofastrologen Johannes Cario wissen wir sonst wenig. Er hat, wie fast jeder Astrologe, Prognostiken geschrieben, von denen ein bis 1540 reichendes 1526 in Berlin gedruckt wurde, meines Wissens als einer der ersten Berliner Drucke. Diese Prognostiken oder Praktiken enthielten Voraussagen des Wetters und besonderer Ereignisse auf Grund der astrologischen Lehren. Etwa von der Mitte des 16. Jahrhunderts an begann man, diese Prognostiken mit den Kalendern für die einzelnen Jahre zu vereinigen, und auch der berühmte Arzt, Alchemist und Astrolog des Kurfürsten Johann Georg von Brandenburg, Leonhard Thurneißer, gab von 1572 an in Berlin solche Kalenderpraktiken heraus. In diesem „Almanach, sampt den Praktika auf das 1572. Jahr wird für jeden Tag in Reimen das Wetter oder sonstige Ereignisse vorausgesagt, zum Beispiel für den 13. Juli:

> Naß Wetter, gewölket, nebelicht
> in Normandie man aufruhr sicht

oder für den 15. Juli:

> Am Himmel erscheint der kleine Hund,
> Die zeit so nachfolgt, ist nit gesund.

Leonhard Thurneisser war auch abgesehen von dieser Kalenderherausgabe astronomisch-astrologisch tätig, wenn auch sein Hauptarbeitsgebiet das alchemistische und medizinische war. So hat er eine kleine, in Berlin gedruckte Schrift über den Kometen von 1577 geschrieben, die sich aber in nichts vor der Fülle der sonstigen Kometenschriften auszeichnet. Der Hauptgegenstand derselben war ja immer die üble Vorbedeutung der Kometen. Ein mit astrologischen Dingen sich befassendes Werk von ihm erschien 1575. Auch gab er Tafeln mit beweglichen Scheiben heraus, die wohl, ebenso wie ähnliche Tafeln in dem 1540 erschienenen Werk Astronomicum Caesareum des Peter Apian, zur bequemen, wenn auch nur rohen Ermittlung der Stellungen der Planeten dienen sollten. Soviel ich weiß, ist dieses Tafelwerk des Thurneisser noch nicht von astronomischer Seite untersucht worden. Es ist ungeheuer selten, aber ein Exemplar davon befindet sich im Märkischen Museum.

Zur astronomischen Wissenschaft hat also Berlin im sechzehnten Jahrhundert keine Beiträge geliefert, und genau so blieb es auch noch im siebzehnten. Es ist zwar möglich, daß in dieser Zeit irgendwelche Kalender oder Kometenschriften in Berlin erschienen sind, aber es lohnt kaum, dem näher nachzugehen. Bekannt geworden sind nur drei Kometenschriften von Friedrich Madeweis, die den Kometen von 1680—81 behandeln, von denen eine — ich weiß nicht, wodurch sie zu dieser Auszeichnung kam — sogar ins Tschechische übersetzt worden ist. Für das Niveau dieser Schriften kennzeichnend ist der Titel der einen von ihnen, der abgekürzt lautet: „Berichtet von dem wundersamen Ei, welches zu Rom eine Henne soll geleget haben." Auf der Schale dieses Eis war nämlich der besagte Komet abgebildet. Es handelt sich auch in diesen Schriften hauptsächlich um die Vorbedeutung dieses Kometen. Derselbe Madeweis hat auch eine Schrift verfaßt, die 1679 gedruckt wurde: „Der hellstrahlende Planet Jupiter, sambd den brandenburgischen Sternen oder neuen Planeten, welche in dem 9. Jahr dieses Seculi meist in Teutschland nah dem Jupiter sind observiret worden". Die in diesem Titel erwähnten brandenburgischen Sterne waren die vier hellen Jupitermonde, welche von Simon Marius, dem Hofastronomen des Markgrafen Georg Friedrich von Brandenburg-Anspach, gleichzeitig mit und unabhängig von Galilei entdeckt worden waren. Marius nannte sie Sidera Brandenburgica, Galilei Sidera Medicea. Madeweis hat nun augenscheinlich in seiner zitierten Schrift, die äußerst selten ist und die ich nicht gesehen habe, die erstere Bezeichnung wieder einzuführen versucht. Eine Stätte wirklicher astronomischer Arbeit wurde Berlin erst, als man, gleichzeitig und in engem Zusammenhang mit der Gründung der Societät der Wissenschaften, beschloß, ein astronomisches Observatorium zu errichten. Ehe wir auf dieses selbst eingehen, wollen wir einmal zusehen, wie damals, also zu Anfang des 18. Jahrhunderts, die Sternwarten überhaupt aussahen, und wollen einen ganz kurzen Rückblick auf die Geschichte dieser Art von wissenschaftlichen Instituten werfen.

Die alten Kulturvölker des Mittelmeergebietes und Vorderasiens hatten eigentliche Sternwarten, also speziell für die astronomische Forschung errichtete Bauwerke, wohl noch nicht. Man benutzte ja nur Instrumente von ziemlich bescheidenen Dimensionen und stellte diese, wenn zum Teil wohl auch dauernd, einfach an dafür geeigneten Stellen auf. Anders wurde dies erst bei den Völkern des islamischen Kulturkreises. Die Araber versuchten, die Genauigkeit der Beobachtungen durch Vergrößerung der Meßinstrumente zu steigern, und da waren dann besondere bauliche Anlagen nötig. Als Beispiel möchte ich nur eine Sternwarte anführen, über die etwas nähere Nachrichten vorliegen, die in Maragha, die Mitte des 13. Jahrhunderts von einem Mongolenfürsten gegründet, aber von persischen Astronomen betrieben wurde. Es handelte sich dabei um eine recht großartige, auf einem Berge errichtete Anlage. — Bei den ersten europäischen Astronomen von Rang um den Beginn der Neuzeit waren auch nur leichte bauliche Änderungen der Wohnhäuser nötig, um die nötigen

Beobachtungsstationen herzustellen. Solche Abänderungen ließ zum Beispiel Walter, der Gönner und zugleich Schüler des berühmten Johannes Müller Regiomontanus um 1500 an seinem Wohnhause, dem späteren Dürerhause in Nürnberg, anbringen, während Regiomontan selbst, entgegen der Überlieferung, überhaupt keine Sternwarte besessen hatte. Coppernicus stellte seine nicht sehr zahlreichen Beobachtungen vom Wehrgange der Mauer des Domkapitels in Frauenburg an, und zwar mit primitiven Instrumenten. Landgraf Wilhelm IV. von Hessen, ein sehr tüchtiger Astronom, ließ in der zweiten Hälfte des 16. Jahrhunderts an sein Schloß in Kassel zwei große Altane anbauen, auf denen er seine Instrumente aufstellte, und hier kann man wohl schon eher von einer Sternwarte reden. Die erste wirkliche Sternwarte in Europa war jedoch Tycho Brahes Uranienburg mit der unmittelbar benachbarten Sternenburg auf der Insel Hven im Sund bei Kopenhagen, erbaut von 1576 an. Hier waren große, mit aller Sorgfalt konstruierte Instrumente in besonders dazu bestimmten Baulichkeiten aufgestellt, und unter Tycho Brahe als sehr strengem Direktor arbeitete hier ein Stab von Assistenten nach festen Programmen, bis Tycho 1597 unter Mitnahme seiner kostbaren Instrumente Dänemark verließ. Dieser Sternwartenbetrieb auf Hven mutet schon ganz modern an. Die Beobachtungen sind bekanntlich durch Keplers Auswertung von unermeßlicher Bedeutung für die Wissenschadft geworden. Tycho Brahes Gehilfe Longomontan suchte dann in Kopenhagen die Errichtung einer neuen Sternwarte durchzusetzen. Man erbaute sie von 1632 an in Gestalt des noch heute stehenden 35 Meter hohen sogenannten runden Turmes, der aber erst 1656 nach Longomontans Tode fertig wurde. Eine in Spiralen sich emporwindende schiefe Ebene, nicht Treppe, führte auf die geräumige Plattform des Turmes, die allein für die Beobachtungen in Betracht kam. Der erste aktive Direktor der Sternwarte (von 1681 an), der geniale Olaf Römer, stieg aber bald von der unbequemen Höhe des Turmes herab und stellte sich seine wichtigsten, neuerfundenen Instrumente in seinem Wohnhause auf — er nannte das seine Specula domestica. Nach Römers Tode aber hat der runde Turm dann noch bis zur Mitte des 19. Jahrhunderts als Sternwarte gedient.

Als zweite staatliche Sternwarte folgte dann mit dem Gründungsjahre 1666 die in Greenwich bei London, die aber erst 1676 mit einem Astronomen, Flamsteed, besetzt wurde. Das Sternwartengebäude war ein äußerst bescheidenes zweistöckiges Haus mit drei Fenstern Front. Nicht einmal für die Beschaffung von Instrumenten reichten die Mittel, Flamsteeed brachte seine eigenen mit. Später bewilligte der König einiges Geld, es wurde ein Mauerquadrant mit einem Aufwand von 120 Pfd. Sterling konstruiert, aber als Flamsteed 1719 gestorben war, betrachtete doch seine Witwe alle Instrumente als ihr Privateigentum und ließ sie kurzerhand abmontieren. Dabei wurden sie gründlich ruiniert, sodaß Flamsteeds Nachfolger Halley erst wieder für neue sorgen mußte.

Auf die Gründung der Greenwicher Sternwarte folgte unmittelbar (1667) die der Pariser, die von vornherein viel großartiger angelegt war. Sie erhielt ein repräsentatives Gebäude, das heute noch steht und noch heute das Hauptgebäude des natürlich sehr vergrößerten Institutes ist.

Während also in Dänemark, England und Frankreich die Regierungen bereits im 17. Jahrhundert Interesse an der Gründung von Sternwarten hatten, war dies in Deutschland nicht der Fall. Nachdem die Sternwarte des Landgrafen Wilhelm IV. von Hessen-Kassel nach dessen Tode Ende des 16. Jahrhunderts eingegangen war, war eine neue Gründung dieser Art einem Privatmanne, dem reichen Bierbrauer Johannes Hevelcke in Danzig, gewöhnlich Hevelius genannt, vorbehalten. Die ersten Anfänge dieser Sternwarte gehen bis auf das Jahr 1640 zurück, und allmählich wurde es eine immer großartigere Anlage. Über die Dächer mehrerer der Danziger schmalen Häuser hinweg ließ Hevelius eine von unten gut abgestützte Plattform konstruieren, auf der teils im

Freien, teils in Pavillons die zahlreichen Instrumente standen. Aber 1679 fiel die ganze Herrlichkeit einer Feuersbrunst zum Opfer. Hevelius, obwohl schon 68 Jahre alt, errichtete sich jedoch unverzagt eine neue Sternwarte, auf der er noch bis fast zu seinem 1687 erfolgten Tode weiter arbeitete. Einer seiner Assistenten war zeitweilig der spätere erste Astronom der Berliner Societät der Wissenschaft, Gottfried Kirch, gewesen, und 1715—16 arbeitete sein Sohn Christfried auf der verwaisten Hevelschen Sternwarte, von der wir dann weiter nichts mehr hören.

Eine ähnliche, wenn auch nicht so großartige Anlage wie die Hevelsche schuf sich ein Privatmann in Nürnberg, Christoph Eimmart, von 1678 an.

Das wäre ungefähr das, was über die Sternwarten bis etwa zum Jahre 1700 zu sagen ist. Ich habe dabei abgesehen von einigen unbedeutenden Observatorien, wie zum Beispiel in Leiden, und auch von der Jesuiten-Sternwarte in Peking, die sich an ein älteres original-chinesisches Observatorium anschloß. Teilweise bin ich bei meinen Ausführungen einer kleinen, interessanten Abhandlung des Wittenberger Professors Joh. Friedr. Weidler gefolgt. Sie ist betitelt „De praesenti specularum astronomicarum Statu“ und ist 1727 erschienen.

Wie sah nun damals die instrumentelle Einrichtung der Sternwarten aus? Was die Winkelmeßinstrumente anging, so hielt man sich im wesentlichen immer noch an die Modelle Tycho Brahes, nur hatte man an Stelle der Diopter als Visiereinrichtung das inzwischen erfundene Fernrohr eingeführt. Hevelius freilich konnte sich zu dieser Verbesserung nicht entschließen, er beobachtete mit verfeinerten Diopter und erreichte damit eine fast unheimliche, aber nicht anzuzweifelnde Genauigkeit. — Die wichtigsten Winkelmeßinstrumente waren der (nicht mit dem kleinen nautischen Spielgelsextanten zu verwechselnde) Sextant mit einem Radius von 5 oder mehr Fuß, zu dessen Bedienung zwei Beobachter gehörten, und vor allem der Mauerquadrant. Dieses Instrument bestand aus einem geteilten Viertelkreis, der senkrecht an einer Mauer in der Meridianebene befestigt, und um dessen Mittelpunkt das Visierfernrohr drehbar war. Man konnte mit dem Mauerquadranten unter Benutzung der gleichfalls inzwischen erfundenen Pendeluhren die Rektaszensionen und Deklinationen der Sterne bestimmen. Der von Olaf Römer erfundene, zweckmäßigere und genauere Meridiankreis kam erst viel später in allgemeine Anwendung und verdrängte erst im Anfang des 19. Jahrhunderts den Mauerquadranten ganz und gar.

Das zu Beginn des 17. Jahrhunderts erfundene Fernrohr diente aber nicht nur zur Verbesserung der Winkelmeßinstrumente, sondern man benutzte es natürlich auch selbständig zur Betrachtung der Himmelskörper. Da man farbenfreie — achromatische — Objektive noch nicht kannte, so war man, wenn man etwas stärkere Vergrößerungen haben wollte, gezwungen, den Fernrohren bei relativ kleiner Objektivöffnung sehr lange Brennweiten zu geben. Kleinere Fernrohre legte man beim Gebrauch auf Stützen auf, die großen hing man — so machte es auch Hevel — an einen Mast. Das Beobachten mit diesen riesenlangen, primitiv konstruierten Fernrohren mit kleinem Gesichtsfeld muß eine Schinderei ersten Ranges gewesen sein, und ich bewundere aufrichtig die Astronomen, die die Geduld und körperliche Ausdauer dazu hatten. Selbst heutzutage ist ja das Beobachten mit einem großen Instrument, trotz aller allmählich eingeführten Bequemlichkeiten, in der Regel eine anstrengende Sache.

So viel über die Sternwarten bis um das Jahr 1700. Zu ihnen sollte jetzt eine neue in Berlin treten, als die Societät der Wissenschaften gestiftet wurde. Besonders interessierte sich die Kurfürstin Sophie Charlotte für die Errichtung eines Observatoriums, die sie schon 1697 ins Auge faßte.

Wie nun Societät und Observatorium gegründet wurden, das hat ja Harnack in seiner großen Geschichte der Berliner Akademie erzählt. Die nötigen Mittel wurden bekanntlich dadurch flüssig gemacht, daß die Societät das Kalendermonopol für alle vom Kurfürsten bzw. späteren König beherrschten Lande erhielt. Die Kalender aber sollten von dem Astronomen der Akademie verfaßt werden, der dafür das für damalige Zeiten ganz anständige Gehalt von 500 Talern empfangen sollte und auch empfing. Zum Glück stand auch ein tüchtiger deutscher Astronom zur Verfügung, aber auch wirklich nur ein einziger, und das war Gottfried Kirch. Wenn wir uns sonst unter den damaligen deutschen Astronomen umsehen, so erhalten wir in der Tat ein recht trübes Bild. Der alte Weigel in Jena — von ihm rührte übrigens ursprünglich die glänzende Idee mit dem Kalendermonopol her — war schon 1699 gestorben. Eimmart in Nürnberg war auch schon alt und wäre wohl auch sonst kaum für den Berliner Posten geeignet gewesen, ebenso wenig wie Wurzelbauer, gleichfalls in Nürnberg. Was es sonst um 1700 an Astronomen in Deutschland gab, verdiente kaum diesen Namen. So blieb, wie gesagt, nur Gottfried Kirch übrig. Auch er war freilich kein Jüngling mehr, denn er war 1639 in Guben geboren, und auch als wissenschaftliche Größe kann man ihn nicht bezeichnen. Aber er hatte unter Hevel in Danzig gearbeitet, er hatte zahlreiche astronomische Beobachtungen angestellt, und vor allem, er hatte in der Herausgabe von Kalendern und Ephemeriden große Erfahrung. Hatte er doch lange Jahre hindurch regelmäßig seinen Christen-, Jüden- und Türkenkalender erscheinen lassen und außerdem eine ganze Reihe von Jahren hindurch auch mehr wissenschaftlich gehaltene Ephemeriden. Damit hatte er sich seinen Lebensunterhalt verdient. Er war wie gesagt, als er 1700 von Guben nach Berlin kam, schon beinahe 61 Jahre alt, und es war daher von vornherein vorgesehen, daß er junge Kräfte zu seiner Hilfe und späteren Nachfolge ausbilden sollte. Eine sehr tüchtige Hilfskraft aber brachte er gleich mit, und zwar in Gestalt seiner sehr viel jüngeren, nämlich erst 30jährigen zweiten Frau Maria Margarete, geb. Winkelmann. Sie hatte sich schon als junges Mädchen sehr rege für Astronomie interessiert, und nach der 1692 erfolgten Eheschließung bildete sie Kirch weiter im Beobachten und Rechnen aus. Übrigens war sie keineswegs die erste deutsche Astronomin. Maria von Löven, geb. Cunitz, hatte schon 1650 Planetentafeln herausgegeben, die auf den Keplerschen basieren, aber einfacher sein sollten als diese, Hevelius' Frau Elisabeth hatte ihrem Manne fleißig beim Beobachten geholfen, und auch die Tochter Maria Clara des erwähnten Nürnberger Astronomen Eimmart hatte sich eifrig astronomisch betätigt.

Als Sternwarte der Societät errichtete man anstelle des mittleren Pavillons des Marstalles in der Dorotheenstraße, also an der Stelle, wo sich heute der Eingang zur Universitätsbibliothek befindet, einen ziemlich klotzigen Turm von rechteckigem Querschnitt, dessen obere Plattform zur Aufstellung der Instrumente bestimmt war. Man dachte dabei offenbar an die früher erwähnte Sternwarte auf dem runden Turm in Kopenhagen. Solche Turmanlagen wurden im 18. Jahrhundert typisch für Sternwarten. So baute man zum Beispiel den Zwehrenturm in Kassel in eine solche Turmsternwarte um, in Mannheim steht gleichfalls noch ein solcher Sternwartenturm, jetzt anderen Zwecken dienend. Eine vollständige Turmsternwarte aus dem 18. Jahrhundert mit den Instrumenten in situ, hat sich am Erzbischöflichen Kolleg zu Eger in Ungarn erhalten. Man benutzte späterhin übrigens bei den Türmen nicht nur die obere Plattform zur Aufstellung der Instrumente, sondern auch Räumlichkeiten darunter, in denen man zu den nötigenfalls vergrößerten Fenstern hinaus oder von Balkonen aus beobachtete. So geschah es später auch in Berlin, wie wir sehen werden. Zunächst aber sollten in dem Berliner Turm die Stockwerke — es waren im ganzen fünf — den Zwecken der Societät gewidmet sein. Auch der Sitzungsraum befand sich im Turm. Dieser sollte also, wie es in einer von der Societät 1711 veröffentlichten Schrift heißt, „der Gesellschaft zu ihrem Sitz und Behältnis, zugleich aber als ein Schaugerüst zur Betrachtung des Himmels dienen“.

Um die Ausrüstung der Sternwarte mit Instrumenten machte man sich bei ihrer Gründung nicht viel Kopfzerbrechen. In einem von Harnack im Urkundenband abgedruckten Aktenstück aus dem Jahre 1700 heißt es, daß sich die Instrumente schon finden würden. Ein großer, eiserner, mit Messing belegter Quadrant könne gemacht werden, ein hölzerner von vier Fuß Radius sei in Berlin zu haben. Der Kurfürst besitze ein Fernrohr von 20 Fuß, Kirch selbst solche bis zu 30 Fuß Länge. Aus der Uhrkammer — wohl des Kurfürsten — könne man ein paar gute Perpendikul-Uhren bekommen. Die Plattform des Turmes müsse mit kleinen Bretterhäuslein in den Ecken zur Placierung der großen Instrumente und mit aptierten Masten zur Handhabung der Fernrohr-Tuben versehen werden.

Man steckte also die Ziele nicht sehr hoch, und wenn auch über die erste Ausrüstung wenig Einzelheiten bekannt sind, so wissen wir doch, daß sie sehr bescheiden war und lange Zeit auch blieb.

Als das Ehepaar Kirch 1700 nach Berlin kam, war freilich von dem Observatorium noch nichts zu sehen. Der Bau des Turmes zog sich lange hin, erst im August 1709 wurde das Gebäude der Societät übergeben. Aber auch damals scheint noch nicht alles fertig gewesen zu sein, denn die feierliche Eröffnung der Societät im Sitzungssaal des Turmes fand erst am 19. Januar 1711 statt. Gottfried Kirch hat an dieser Feier nicht mehr teilgenommen und hat nicht mehr auf dem neuen Observatorium gearbeitet, denn er war bereits am 25. Juli 1710 im Alter von 71 Jahren gestorben. Trotzdem hatte das Ehepaar Kirch in den Jahren 1700—1710 fleißig in Berlin gearbeitet. Nicht nur die Kalender waren regelmäßig herausgegeben worden, sondern die Kirchs hatten auch eifrig beobachtet, zunächst wohl mit ihren eigenen Instrumenten von ihrer Wohnung aus. Aber bald hatten sich dazu bessere Möglichkeiten ergeben. Ein begüterter märkischer Edelmann, Freiherr von Krosigk, richtete sich nämlich auf seinem Hause Wallstraße 72 eine Privatsternwarte ein, und hierher verlegten nun die Kirchs ihre Beobachtungstätigkeit. Frau Kirch, die ja damals erst zwischen 30 und 40 Jahre alt war, mußte oft das nächtliche Berlin durchwandern. Aber, wie Leibniz in einem Briefe an die Kurfürstin Sophie von Hannover schreibt, Frau Kirchs Ruf war so gut, daß niemand etwas gegen diese nächtlichen Wanderungen zu sagen fand. Leibniz bezeichnet Frau Kirch in diesem Briefe als eine der besten Seltenheiten Berlins. Sie sei eine Anhängerin des Kopernikanischen Systems, wie alle gelehrten Astronomen, und verteidige es sogar durch die heilige Schrift, in der sie auch sehr bewandert sei. In wunderbarer Weise wisse sie die Quadranten und großen Fernrohre zu regieren, und wenn Baron von Krosigk sie hätte an das Kap der Guten Hoffnung schicken können, würden bessere Nachrichten von dort eingegangen sein.

Mit diesen letzten Worten spielt Leibniz auf ein Unternehmen an, das fast vergessen worden ist, das aber, obwohl es mißlang, vollauf verdient, hier kurz erwähnt zu werden.

Die Entfernung des Mondes von der Erde war zwar gegen Ende des 17. Jahrhunderts mit ziemlich guter Annäherung bekannt, aber es erschien doch aus verschiedenen Gründen erwünscht, sie mit noch größerer Genauigkeit zu bestimmen. Die beste Methode dazu war die, daß zwei Beobachter auf demselben Erdmeridian, aber in möglichst verschiedener geographischen Breite, die Meridianhöhen des Mondes maßen. Es mußte sich so die durch die Verschiedenheit der beiden Beobachtungsorte bedingte perspektivische Verschiebung des Mondes und daher auch, da die Entfernung der beiden Beobachtungsorte voneinander bekannt war, die Entfernung des Mondes ermitteln lassen. Nun liegen Berlin und Kapstadt angenähert auf demselben Meridian, und diese beiden Beobachtungsorte schienen deshalb für die Lösung der Aufgabe geeignet. Freiherr von Krosigk entschloß sich daher, auf seine Kosten einen Beobachter mit einem Quadranten nach Kapstadt zu entsenden. Korrespondierend sollten dann dort und in Berlin die Meridianhöhen des Mondes gemessen werden.

Daß Gottfried Kirch Krosigk in dieser Sache angeregt und beraten hat, ist wohl mit großer Wahrscheinlichkeit anzunehmen.

Krosigk wählte für die Entsendung nach Kapstadt seinen Sekretär und Hauslehrer Peter Kolb, der früher Schüler von Eimmart in Nürnberg gewesen war, während in Berlin Johann Wilhelm Wagner, Mathematiklehrer in Berlin, und später (von 1716 an) auch ordentliches Mitglied der Societät, beobachten sollte. Wagner führte die Messungen auf der Krosigkschen Sternwarte auch fleißig durch, Kolb in Kapstadt dagegen beobachtete teils liederlich, teils garnicht, und so ergaben die Beobachtungen, über die Wagner erst 1740 in den Schriften der Societät berichtete, einen unmöglichen Wert der Mondentfernung. Daß aber der zugrunde gelegte Gedanke gut war, beweist die Tatsache, daß 1751 das Unternehmen von der Pariser Akademie wiederholte wurde. Sie entsandte den jungen, später berühmt gewordenen Lalande mit einem Instrument nach Berlin, Lacaille ans Kap, und die korrespondierenden Beobachtungen der beiden ergaben dann die Mondentfernung mit großer Genauigkeit.

Daß zu Anfang des 18. Jahrhunderts ein Privatmann wie Freiherr von Krosigk Geldmittel für ein derartiges Unternehmen zur Verfügung stellte, war sicherlich außergewöhnlich und anerkennenswert. Astronomische Expeditionen nach dem Süden waren freilich auch schon früher entsandt worden zu anderen Zwecken, aber doch von offiziellen Stellen, nämlich 1671 von der Pariser Akademie nach Cayenne und 1676 von der englischen Regierung nach St. Helena. Übrigens war das Geld Krosigks schließlich doch nicht völlig fortgeworfen, denn Kolb, der am Kap eine Anstellung fand, und erst 1719 nach Europa zurückkehrte, veröffentlichte dann über das Kapland und seine Bewohner ein umfangreiches Werk, das als wertvoll angesehen wird.

Doch kehren wir nach dieser Abschweifung zu Gottfried Kirch zurück. Nur ganz kurz habe ich vorhin seine wissenschaftliche Tätigkeit in der Vorberliner Zeit gestreift und möchte nochmals darauf zurückkommen. Er hatte, wie schon erwähnt, lange Jahre hindurch seine Christen-, Jüden- und Türkenkalender, und für 12 Jahre auch wissenschaftliche Ephemeriden herausgegeben. In diesen Kalendern und Ephemeriden veröffentlichte er auch einen Teil seiner Beobachtungen, unter denen die wertvollsten wohl die Helligkeitsschätzungen der veränderlichen Sterne Mira Ceti und χ Cygni sind. Die Veränderlichkeit des letzteren Sternes hatte Kirch selbst 1686 entdeckt, und das war damals immerhin bedeutungsvoll, da erst ganz vereinzelte veränderliche Sterne bekannt waren. In den Acta Eruditorum, die Kirch auch manchmal als Publikationsorgan benutzte, gibt er 1688 die Periode von y Cygni schon ziemlich richtig zu 13 Monate an. Diese Beobachtungen von Mira Ceti und χ Cygni sind deshalb so wichtig, weil aus jener Zeit außerordentlich wenige andere vorliegen.

Außerdem beobachtete Kirch sozusagen alles, was ihm vors Fernrohr kam. Da finden wir Beobachtungen von Sonnen- und Mondfinsternissen, von Merkurdurchgängen, von Sternbedeckungen durch den Mond, von Sonnenflecken und Nordlichtern, Positionsbestimmungen von Kometen und anderes mehr. In Berlin wurde diese Beobachtungstätigkeit eifrig fortgesetzt. In dem ersten Bande der Miscellaneen, den die Societät 1710 veröffentlichte, finden wir neun Beiträge von Kirch, von denen aber keiner mehr als vier Seiten umfaßt. Erwähnt sei noch, daß Kirch den Kometen von 1680 zuerst entdeckt hatte, und daß Frau Kirch am 21. April 1702 in Berlin gleichfalls einen Kometen entdeckte. Ein in Privatbesitz befindlicher handschriftlicher Bericht von ihr über diese Entdeckung ist in dem Jahrbuch 1939 der Preußischen Akademie der Wissenschaften abgedruckt, woselbst man auch Bildnisse von Gottfried und seinem Sohne und Nachfolger Christfried Kirch findet[1].

[1] Zwei alte gute Ölbildnisse von Gottfried und Christfried Kirch befinden sich auf der Universtätssternwarte Berlin-Babelsberg.

Man kann nicht leugnen, daß der Beobachtungstätigkeit Gottfried Kirchs etwas Dilettantisches anhaftet. Aber erstens machten es die meisten Astronomen jener Zeit nicht anders als er, und zweitens ist zu beachten, daß sein Instrumentarium doch nur sehr bescheiden war. Über Instrumente, die für seine Zeit erstklassig waren, hat Gottfried Kirch niemals verfügt. Er hat wohl auf dem Gebiete der Beobachtungen eben getan, was er konnte. Ein Mann schöpferischer Gedanken war er nicht.

Kirch mußte, bevor er nach Berlin berufen wurde, seinen Lebensunterhalt durch seine Kalender und sonstigen Schriften erwerben. Es dürfte ihm wohl nicht sehr glänzend gegangen sein, und man wird es ihm nicht verdenken, wenn er gelegentlich seine Lage auf besonderen Wegen zu verbessern suchte. So möchte ich vermuten, daß dies sein Hauptzweck war, als er die Einführung einiger neuer Sternbilder vorschlug, nämlich die Sternbilder der Kurfürstlich sächsischen Schwester (1684), des Brandenburgischen Scepters (1688) und des Reichsapfels. Er hat wohl gehofft, dafür von den betreffenden Fürstlichkeiten eine Belohnung zu erhalten, denn ein Bedürfnis nach diesen Sternbildern lag wirklich nicht vor, und sie bestanden, da die helleren Sterne ja alle schon zu den alten Sternbildern gehörten, nur aus schwachen Sternen, sodaß diese neuen Sternbilder ihren klingenden Namen wenig Ehre machten. Sie sind auch nie von den Astronomen angenommen worden. Angeregt zu diesem unglücklichen Versuch war Kirch durch Hevel, der dem Polenkönig Johann Sobieski zu Ehren noch ein eidlich anständiges Sternbild, das Scutum Sobiescianum, zustande gebracht hatte. Das Scutum steht noch heute auf den Sternkarten, aber das Beiwort Sobiescianum ist allmählich unter den Tisch gefallen. Hundert Jahre später, nach dem Tode Friedrichs des Großen, schlug der damalige Astronom der Akademie Bode ein neues Sternbild „Friedrichs Ehre" vor, welches aber gleichfalls nur aus so kümmerlichen Sternen bestand, daß damit kein Staat zu machen war. Auch dieses

Sternbild ist niemals wirklich akzeptiert worden. In der Napoleonischen Zeit endlich tauchten an einer deutschen Universität Vorschläge auf, ein neues Sternbild zu Ehren von Napoleon zu schaffen. Zum Glück fanden die Urheber dieses Vorschlages bei den entscheidenden Stellen augenscheinlich wenig Beifall, und die Sache verlief Gott sei Dank im Sande. Doch wir sind wiederum von unserem eigentlichen Thema abgekommen.

In Berlin war ja nun Kirchs Hauptaufgabe die Herausgabe der Kalender, auf deren Vertrieb die Existenz der Societät beruhte. Diese Berliner Kalender, deren erste für 1701 erschienen, sind außerordentlich selten geworden, einfach weil man sie nach Ablauf des Jahres nicht aufbewahrte, sondern fortwarf. Ich habe jahrzehntelang auf dem Antiquariatsmarkt vergeblich nach Berliner Kalendern aus der ersten Hälfte des 18. Jahrhunderts gesucht, bis es mir vor einigen Jahren gelang, eine ganze Menge, nämlich 38 verschiedene, aus den Jahren 1702 bis 1720 auf einmal zu erwerben, darunter vor allem die astronomischen Kalender von 1702 und 1705—20. Die Akademie schuldet ja eigentlich diesen Berliner Kalendern einiges Interesse, denn von ihnen hat die Societät und spätere Akademie über hundert Jahre lang, nämlich bis 1811, gelebt. Wir wollen einmal wenigstens in die Kalender des Jahres 1702, die den zweiten Jahrgang der Berliner Kalender bilden, etwas näheren Einblick nehmen.

Die Societät gab Kalender in Quart, dann aber auch solche in kleineren und kleinsten Formaten heraus, ferner auch Wandkalender. Diese kleinen und die Wandkalender sind natürlich noch viel seltener geworden als die in Quart. Wir beschäftigen uns nur mit diesen letzteren.

Für 1702 erschienen sechs verschiedene Quartkalender, die ich alle, in einem Sammelbande vereint, besitze. Es sind dies:

1. Astronomischer verbesserter Kalender,
   auf den Berlinischen Meridian gerichtet.
2. Verbesserter Curiositäten-Kalender.

3. Verbesserter Gesprächskalender.
4. Verbesserter Haushaltungskalender.
5. Neuer und alter Haus- und Geschichtskalender.
6. Verbesserter Historisch- und Geographischer Kalender.

Das Beiwort „verbesserter" in diesen Kalendertiteln beruht darauf, daß im Jahre 1700 auch im protestantischen Deutschland im Prinzip endlich der gregorianische Kalender eingeführt worden war, indem man auf den 28. Februar gleich den 1. März folgen ließ. Dieser verbesserte Kalender wich aber von dem gregorianischen dadurch ab, daß das Osterfest nicht zyklisch, sondern nach der wirklichen astronomischen Sachlage berechnet wurde, was allerdings nur sehr selten einen wirklichen Unterschied in der Lage des Osterfestes herbeiführen konnte. Ferner waren im protestantischen Kalender die Tagesheiligen natürlich teilweise andere als im eigentlichen gregorianischen.

In dem Berliner astronomischen Kalender sind nun jedem Monat zwei Seiten nebeneinander gewidmet. Die linke Seite gibt das eigentliche Kalendarium nach der verbesserten, der gregorianischen und der alten julianischen Art, sowie ganz kurze, rohe Angaben über den Stand von Sonne, Mond und Planeten in den Tierkreiszeichen, schließlich auch die Zeiten der Mond-Auf- und Untergänge. Eine besonders breite Kolumne ist den Mondphasen, den Aspekten der Planeten und ganz kurzen Wettervorhersagen gewidmet. Hier finden sich auch Zeichen für Gut Aderlassen, Gut Baden, Gut Haare abschneiden usw. Dergleichen Hinweise verlangte das Publikum von jedem anständigen Kalender.

Die rechte Seite für jeden Monat gibt den jüdischen Kalender, Auf- und Untergangszeiten der Sonne, sowie die Tageslänge und läßt noch Platz für Notizen. Das ganze Kalendarium mit den nötigen Erläuterungen umfaßt 28 Seiten. Es folgt dann aber noch ein wichtiger Anhang von 32 Seiten. Hier finden wir einen genauen Bericht über die 1702 zu erwartenden Konjunktionen von Jupiter und Saturn, dann „denen Gelehrten zu Gefallen" genaue Angaben über den Verlauf der Sonnen- und Mondfinsternisse im Jahre 1702, Näheres über die Sichtbarkeitsverhältnisse der Planeten und die Daten der Konjunktionen der Planeten untereinander und mit zahlreichen Fixsternen. Diese letzteren Angaben ersetzen die sonst übliche der Längen und Breiten der Planeten. Ferner hat Kirch hier noch eine Reihe von ihm 1701 angestellter Beobachtungen sowie weitere, nach „den astrologischen Regeln" berechnete Wettervoraussagen für die einzelnen Jahreszeiten beigegeben.

Die übrigen Sorten der Quartkalender unterscheiden sich in ihrem Kalendarium nicht allzu wesentlich von dem astronomischen Kalender, vor allem sind in den meisten von ihnen ausführlichere Angaben über den Einfluß der Mondphasen auf das Wetter aufgenommen. — Der Curiositäten-Kalender bringt einen sehr ausführlichen Bericht über die 1701 in Königsberg und in Berlin stattgefundenen Krönungsfeierlichkeiten, Berichte über kuriose Erfindungen, über Riesenvögel in Madagaskar u. a. m. Der Gesprächskalender hat seinen Namen daher, daß er in Gesprächsform Belehrung über die Himmelsphänomene und das Wetter im Jahre 1702 gibt, wobei der eine Gesprächspartner, namens Sternfreund, immerhin die große Unsicherheit der astrologischen Wettervoraussagen betont. Der Haushaltskalender gibt viele praktische Ratschläge, z. B. über Viehzucht, und enthält auch ein Verzeichnis der Jahrmärkte und der Postverbindungen. Der Historisch- und Geographische Kalender behandelt u. a. die Elemente der mathematischen Geographie, unter Beifügung einer recht primitiven Erdkarte in Kupferstich; er berichtet auch über die wichtigsten geschichtlichen Ereignisse der letzten vorangegangenen Jahre. Der Haus- und Geschichtskalender endlich ist speziell „vor die Königlich Preußische und benachbarte Lande", d. h. also für Ostpreußen, gerechnet.

Man hat sich also, wie aus dem Gesagten hervorgeht, redlich Mühe gegeben, durch die verschiedenen Kalendersorten, von denen übrigens der Curiositäten-Kalender sehr bald einging, den verschiedenen Geschmacksrichtungen des Publikums entgegenzukommen. Ob der Astronom der Akademie, also Kirch, auch für diejenigen Teile der Kalender, die mit Astronomie nichts zu tun hatten, verantwortlich war, weiß ich nicht.

Wir haben ein skizzenhaftes Bild der Wirksamkeit des Ehepaars Kirch in Berlin entworfen und wollen zum Schluß die weitere Entwicklung nur noch streifen. Gottfried Kirch starb, wie erwähnt, 1710. Sein Nachfolger wurde sein Schüler Hofmann, der kränklich und ziemlich unfähig war. Frau Kirch fand mit ihren Kindern zunächst Unterkunft bei Freiherrn von Krosigk. Ihr Sohn Christfried, 1692 geboren, widmete sich gleichfalls der Astronomie. Nach kurzem Aufenthalt der Familie in Danzig und nach Hofmanns Tode wurde er 1716 Astronom der Societät und Direktor des Observatoriums. Er hat die Kalender gewissenhaft herausgegeben und fleißig auf der Sternwarte beobachtet, ganz in der Art seines Vaters. Frau Kirch starb 1720, doch trat ihre Tochter Christine ganz in ihre Fußtapfen und wirkte bis in ihr Greisenalter an der Kalenderarbeit ausschlaggebend mit. Die Sternwarte erhielt nach Christfried Kirchs 1740 erfolgtem Tode nacheinander mehrere Direktoren, die für ihren Posten wenig geeignet waren, und die Beobachtungstätigkeit litt darunter schwer. Als 1786 endlich wieder einem fähigen Astronomen, Johann Elert Bode, die Leitung der Sternwarte übertragen wurde, da befand sie sich nach dessen Aussage in einem Zustande gänzlicher Verwahrlosung.

Bode führte 1800 eine Erweiterung der Sternwarte durch, indem die zweitoberste Etage des Turmes als Beobachtungsraum eingerichtet wurde. Man mußte dort freilich, wie auch in anderen Turmsternwarten, zu den Fenstern hinaus beobachten. Später hat Bode das Interesse an der Sternwarte mehr und mehr verloren, da er zu stark mit der Herausgabe des Astronomischen Jahrbuchs und literarischen Arbeiten beschäftigt war, und sein Nachfolger Encke (von 1826 an) fand auf der Sternwarte nur einige wenige und kleine brauchbare Instrumente vor. Unter ihm wurde dann aber bald die neue Sternwarte am Südende der Charlottenstraße erbaut, die 1835 vollendet wurde.

Der alte Turm in der Dorotheenstraße diente von 1833—48 noch als Endstation des optischen Telegraphen nach dem Rheinlande, dessen drittletzte Station sich auf dem Telegraphenberge bei Potsdam befand, genau an der Stelle des Astrophysikalischen Observatoriums. Zu Anfang unseres Jahrhunderts aber mußte der Turm dem Bau der Staatsbibliothek weichen.

DIE „VORTRÄGE UND SCHRIFTEN“ WENDEN SICH AN DIE WEITEN KREISE DERER, DIE AN WISSENSCHAFTLICHER FORSCHUNGSARBEIT ANTEIL NEHMEN

1. Heft: Wesen und Aufgaben der Akademie. Vier Vorträge von Th. Vahlen, E. Heymann, L. Bieberbach und H. Grapow. 8°. III, 43 Seiten. 1940. RM 2.—

2. Heft: Bodenordnung als volkspolitische Aufgabe und Zielsetzung nationalsozialistischen Ordnungswillens. Von Prof. Dr. Konrad Meyer. 8°. III, 25 Seiten u. eine Tafel. 1940. RM 1.20

3. Heft: Die kosmische Ultrastrahlung als Forschungsproblem. Von Prof. Dr. H. Geiger. 8°. 33 Seiten. 1940. RM 1.30

4. Heft: Nationalgedanke und Dichtung in Italien. Von Prof. Dr. E. Winkler. 8°. 31 Seiten. 1940. RM 1.20

5. Heft: Die alten Bevölkerungsverhältnisse Rußlands im Lichte der Sprachforschung. Von Prof. Dr. M. Vasmer. 8°. 35 Seiten mit einer Karte. 1941. RM 1.85

6. Heft: Caesars weltgeschichtliche Leistung. Von Prof. Dr. Matthias Gelzer. 8°. 34 Seiten. 1941. RM 1.30

7. Heft: Stoffe, Kräfte und Gedanken als Träger chemischer Gestaltung. Von Prof. Dr. Peter A. Thiessen. 8°. 27 Seiten. 1941. RM 1.—

8. Heft: Die biologische Chemie im Dienste der Volksgesundheit. Von Prof. Dr. Adolf Butenandt. 8°. 21 Seiten. 1941. RM —.80

9. Heft: Zur Frühgeschichte der Astronomie in Berlin. Von Prof. Dr. Hans Ludendorff†. 8°. 23 Seiten. 1942. RM —.90

10. Heft: Die Gezeiten der festen Erde des Meeres und der Atmosphäre. Von Prof. Dr. A. Defant. (Im Druck.)

11. Heft: König Friedrich Wilhelm I. als Begründer des preußischen Staates. Von Prof. Dr. Fritz Hartung. (Im Druck.)

DIE HEFTE ERSCHEINEN IN ZWANGLOSER FOLGE

FSC
www.fsc.org
MIX
Papier | Fördert
gute Waldnutzung
FSC® C083411

Zeitfracht Medien GmbH
Ferdinand-Jühlke-Straße 7
99095 Erfurt, Deutschland
produktsicherheit@kolibri360.de